BEI GRIN MACHT SICH IHR
WISSEN BEZAHLT

- Wir veröffentlichen Ihre Hausarbeit,
  Bachelor- und Masterarbeit

- Ihr eigenes eBook und Buch -
  weltweit in allen wichtigen Shops

- Verdienen Sie an jedem Verkauf

Jetzt bei www.GRIN.com hochladen
und kostenlos publizieren

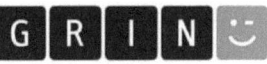

Katharina Daub

Vorstellung eines Falls anhand verschiedener Assessmentinstrumente. Inklusive Diagnostizierung von Pflegediagnosen mit Zielformulierung innerhalb einer Pflegetheorie

GRIN Verlag

Bibliografische Information der Deutschen Nationalbibliothek:

Die Deutsche Bibliothek verzeichnet diese Publikation in der Deutschen National-
bibliografie; detaillierte bibliografische Daten sind im Internet über http://dnb.d-
nb.de/ abrufbar.

Impressum:

Copyright © 2014 GRIN Verlag GmbH
Druck und Bindung: Books on Demand GmbH, Norderstedt Germany
ISBN: 978-3-656-95087-5

Dieses Buch bei GRIN:

http://www.grin.com/de/e-book/296367/vorstellung-eines-falls-anhand-verschiede-
ner-assessmentinstrumente-inklusive

GRIN - Your knowledge has value

Der GRIN Verlag publiziert seit 1998 wissenschaftliche Arbeiten von Studenten, Hochschullehrern und anderen Akademikern als eBook und gedrucktes Buch. Die Verlagswebsite www.grin.com ist die ideale Plattform zur Veröffentlichung von Hausarbeiten, Abschlussarbeiten, wissenschaftlichen Aufsätzen, Dissertationen und Fachbüchern.

Besuchen Sie uns im Internet:

http://www.grin.com/

http://www.facebook.com/grincom

http://www.twitter.com/grin_com

Inhaltsverzeichnis

1 Einführung in die Thematik

„Mit dem Gebrauch der Bezeichnung „Pflegediagnose" wurde offenkundig, dass Pflegende Diagnostiker sind. Um den Fokus der pflegerischen Behandlung festzulegen, war das klinische Urteil vor dieser Zeit in der klinischen Praxis unsichtbar oder wurde nicht benannt. Heute könnte die Unsichtbarkeit der Rolle der Pflegenden in Gesundheitsinstitutionen immer noch existieren, wo Pflegende keine Pflegediagnosen verwenden oder diese ohne Interesse an Genauigkeit verwenden. Jedoch mit dem Beginn einer formalen Klassifikation der Pflegediagnosen wurde weiterhin akzeptiert, dass Pflegende Diagnostizierende sind, die diagnostizierendes, logisches Denken in Zusammenarbeit mit dem Patienten anwenden, um die besten Diagnosen zu bestimmen, die zu den Pflegeinterventionen führen, die positive Patientenoutcomes erreichen." (Mosebach 2010, 25)

In dieser Hausarbeit soll zu Beginn ein Fall dargestellt werden. Zum Einstieg werden die Stammdaten und eine kurze biografische Beschreibung dargestellt werden. Anschließend wird die pflegerische Situation anhand des „Assessment eines Erwachsenen" nach Gordon und dem „Geriatrischen Basisassessment" nach Bach, Hofmann, Nikolaus dargestellt. Dies dient der objektiven Beschreibung des Falls. Im weiteren Verlauf kommt es zu einer Einschätzung der pflegerischen Situation durch Angehörige. Zuletzt wird die Autorin eine pflegefachliche, jedoch subjektive Sichtweise des Falls darlegen. Die medizinisch gestellten Diagnosen werden aufgezeigt, da sich aus diesen im weiteren Verlauf ebenfalls Pflegediagnosen ergeben können, zur ganzheitlichen Betrachtung des Falls müssen auch diese berücksichtigt werden. Die verabreichten Medikamente stellen ebenso eine Bedeutung dar. Die Medikamente sollen zum einen aufgeführt werden, zum anderen sollen Nebenwirkungen, sowie ggf. Wechselwirkungen dargestellt werden, da auch diese zu Pflegediagnosen führen können und somit ggf. verhindert werden können. Außerdem ist es sinnvoll dies zu berücksichtigen, da evtl. auftretende Neben- und/oder Wechselwirkungen, die bereits aufgetreten sind und als solche nicht erkannt wurden, auszuschalten sind um eine Verbesserung für die Patientin zu erreichen.

Aus der Falldarstellung heraus sollen im Anschluss alle bestehenden Pflegediagnosen aus dem pflegediagnostischen Prozess abgeleitet werden. Die Bearbeitung der Pflegediagnosen ist gestützt auf die NANDA-I

Pflegediagnosen. Diese werden daraufhin ausführlich beschrieben, so dass die Einflussfaktoren deutlich für die Diagnose werden. Die Autorin wird, aus den Pflegediagnosen zwei Hauptdiagnosen herausfiltern.

Um eine Zielsetzung für die zwei Hauptdiagnosen formulieren zu können, soll die Pflegetheorie nach Friedemann abgebildet werden. Innerhalb dieser Pflegetheorie wird es zu einer Zielsetzung kommen.

Zum Ende der Bearbeitung wird die Hausarbeit zusammengefasst und es kommt zu einem Fazit der Autorin.

Zur Erstellung der Arbeit wurden die meisten Quellen über moodle bereitgestellt. Darunter befanden sich unteranderem das „Assessment eines Erwachsenen" nach Gordon, sowie das „Geriatrische Basisassessment" nach Bach, Hofmann, Nikolaus, die im Literaturverzeichnis auch unter ihrem Ursprung berücksichtig wurden und nicht als eigentliche Quelle aus moodle aufgeführt sind. Die Pflegediagnosen wurden nach „NANDA-International 2009-2011" gestellt, Änderungen der aktuellen Auflage wurden berücksichtigt. Der Autorin stand diese Auflage in ihrer privaten Literatursammlung bereits vorher zur Verfügung, daher wurde sich auf die ältere Auflage bezogen. Zur Darstellung der Pflegetheorie nach Friedemann wurde als Quelle „Familien- und umweltbezogene Pflege" verwendet, sowie das Internet, siehe Literaturverzeichnis. Desweitern wurden verschiedene Assessmentinstrumente genutzt, die den Fall anhand wissenschaftlich fundierter Instrumente so darstellen, dass die daraus resultierenden Pflegediagnosen ein objektives und wissenschaftlich gestütztes Fundament aufweisen. Die verwendete Literatur ist aus den Jahren 1997 bis 2010, sowie 2014 für die Internetquellen.

2   Vorstellung des Falls

Frau M. ist eine 85 jährige Patientin eines ambulanten Pflegedienstes. Der Pflegedienst kommt einmal täglich zur Grundpflege. Ansonsten wird sie von ihrer Tochter versorgt, die in der Nachbarschaft lebt. Frau M. beherbergt außerdem eine osteuropäische Haushaltshilfe, die alle Verrichtungen im Haushalt übernimmt. Sie lebt im Haus mit ihrer Schwiegertochter und geistig behinderten Enkeltochter.

Vor einem halben Jahr ist ihr Ehemann verstorben. Beide waren 62 Jahre verheiratet, anfangs ist Frau M. der Abschied sehr schwer gefallen, jedoch konnte sie sich schnell damit arrangieren von nun an alleine zu leben. Ihre Tochter besucht sie täglich, was Frau M. sehr genießt. Sie hat noch eine weitere Enkeltochter, die Tochter ihrer Tochter und einen Enkelsohn, den Sohn ihrer Schwiegertochter.

Ihr Sohn ist 2006 verstorben, der Tod ihres Sohnes hat sie sehr belastet. Frau M. ist mit 6 Geschwistern aufgewachsen. Sie hatte einen Zwillingsbruder, der sehr starke Depressionen hatte, die auch zum Suizid geführt haben. Ein Jahr später ist ihr jüngerer Bruder verstorben. Der Tod von beiden ist ihr sehr nahe gegangen und sie hat sehr lange gebraucht um ihn zu verarbeiten. Heute ist sie die letzte von den Geschwistern, alle anderen sind bereits verstorben. Sie hatte zu allen ein sehr gutes Verhältnis und auch heute schmerzen sie die Erinnerungen noch.

Frau M. ist 2009 in Pflegestufe 1 eingestuft worden. 2013 wurde durch ihre Tochter ein Höherstufungsantrag gestellt, da sich ihr Zustand verschlechtert hat und somit auch der Umfang an Pflege gestiegen ist. Nach der Begutachtung durch den Medizinischen Dienst der Krankenkassen, wurde sie in Pflegestufe 2 eingestuft.

2.1 Zusammenfassung: „Assessment eines Erwachsenen

Vor ungefähr sieben Monaten verschlechterte sich der Zustand von Frau M. Sie wirkte auf die Angehörigen desorientiert und war für sie auffällig. Mit dem Hausarzt wurde damals abgesprochen, dass Frau M. zur weiteren Diagnostik in eine Klinik eingewiesen werden soll. Daraufhin lag sie zwei Wochen in der Klinik, es wurden Medikamente umgestellt. Als Frau M. nach Hause kam, war ihr Ehemann zu Hause, ist jedoch am selben Abend aufgrund einer Leistenhernie notfallmäßig ins Krankenhaus gekommen. Wegen des nach wie vor desorientierten Zustandes von Frau M. übernachtete die Schwiegertochter bei ihr. Die Tochter und Enkeltochter begleiteten ihren Mann derweilen ins Krankenhaus. In der Nacht klagte Frau M. zunehmend über Atemnot. Die Schwiegertochter alarmierte die Tochter und Enkeltochter, die beide Krankenschwestern sind, diese entschieden, dass eine erneute medizinische Abklärung notwendig sei und alarmierten den Rettungsdienst. Frau M. war weitere zwei Wochen im Krankenhaus mit der Diagnose

Pneumonie. Ihr zweiter Krankenhausaufenthalt fand in einem anderen Krankenhaus statt, hier wurde sie erneut komplett untersucht. Zu ihren bekannten Diagnosen stellten die Ärzte eine Verschlechterung der Niereninsuffizienz fest, Grad IV. Aufgrund dessen sollte ein Blasendauerkatheter gelegt werden, um die Ein- und Ausfuhr besser kontrollieren zu können, mit diesem ist Frau M. auch nach Hause entlassen worden und er besteht noch heute. Der Zustand von Frau M. war bei Entlassung weiterhin desorientiert, sie war sehr unruhig, konnte kaum schlafen. In der nächsten Woche zu Hause, verstarb ihr Ehemann. Darauf verbesserte sich ihre Verfassung. Sie trauerte zwar um ihren Mann, aber sie wurde zunehmend orientierter. Sie kam bettlägerig nach Hause, konnte aber vermehrt mobilisiert werden. Sie fing an Pläne für die Zukunft zu schmieden und wollte wieder mobiler werden. So ist es zu der momentanen Situation gekommen, die nun anhand von verschieden Instrumenten beschrieben werden soll.

Das „Assessment eines Erwachsenen" wurde nach Gordon geführt.
Im Anhang befindet sich das vollständig geführte Interview mit Frau M., zur Falldarstellung wurde dies auf die wesentlichen Bestandteile beschränkt.

„Verhaltensmuster: Wahrnehmung und Umgang mit der eigenen Gesundheit"
Frau M. fühlt sich wohl. Sie gibt an, dass sie häufig unter Schmerzen leidet, diese jedoch erträglich für sie sind. Ihr ist bewusst, dass sie alt ist und dadurch einige Erkrankungen nicht heilbar sind, sondern degenerative Veränderungen ihres Körpers darstellen. Sie vertraut auf die Empfehlungen ihres Arztes und nimmt auch die Ratschläge der Pflegefachkräfte an. Sie vertraut den Umgang mit ihren Medikamenten ihrer Tochter an, weiß jedoch über den Zeitpunkt der Einnahmen Bescheid. Was sie genau einnehmen muss, kann Frau M. nicht sagen. Sie ist auf die Hilfe ihrer Angehörigen, als auch auf den Pflegedienst angewiesen und nimmt deren Hilfe gerne in Anspruch. Frau M. ist durchaus bereit auf Hausmittel zurückzugreifen.

„Verhaltensmuster: Ernährung und Stoffwechsel"

Frau M. isst regelmäßig. Sie bekommt von ihrer Haushaltshilfe gekocht und den Tisch gedeckt. Bei der Auswahl ihrer Getränke greift sie stets auf zuckerhaltige Getränke zurück. Sie muss keine Diät einhalten. Über ihren Ernährungszustand ist sie nicht genau informiert, sie kann nicht sagen, ob sie zu- oder abgenommen hat. Sie gibt an einen guten Appetit zu haben. Wunden heilen bei ihr gut ab, wie sie sagt. Probleme beim Essen machen ihre Zahnprothesen, diese halten nicht richtig. Dadurch ist sie eingeschränkt in dem was sie essen kann, da sie nicht alle Speisen gut kauen kann. Sie gibt an zurzeit an Hauttrockenheit auf dem Rücken und auf der Kopfhaut zu leiden, die Stellen jucken sie außerdem. Im Leistenbereich klagt sie zeitweise über Läsionen.

„Verhaltensmuster: Ausscheidung"

Frau M. gibt an eine Urininkontinenz zu haben, aufgrund dessen wurde ein Blasendauerkatheter gelegt. Sie ist Stuhlkontinent, außer wenn sie unter Diarrhöen leidet, da ihre körperliche Verfassung es ihr dann nicht ermöglicht schnell genug zur Toilette zu gelangen. Sie leidet häufig unter Obstipation, hat nur alle drei Tage Stuhlgang. Des Öfteren bekommt sie deswegen ein Microklist verabreicht, was vom Pflegedienst übernommen wird. Frau M. kann das Abführen nicht selbstständig durchführen, sie benötigt Hilfe bei der anschließenden Reinigung und bei dem Aufsuchen der Toilette, vor allem bei dem Umgang mit den Kleidungstücken. Beim Stehen vor der Toilette muss sie sich festhalten. Dabei unterstützt sie die Haushaltshilfe oder der Pflegedienst. Außerdem gibt sie an, nachts vermehrt zu schwitzen, sie muss sich häufig umziehen.

„Verhaltensmuster: Aktivität und Bewegung"

Frau M. kann kaum selbstständig bzw. alleine Aktivitäten nachgehen. Sie benötigt viel Hilfe von der Haushaltshilfe, Angehörigen oder den Pflegefachkräften. Sie schaut gerne fern und liest. Sie benötigt bei allen Aktivitäten und Bewegungen Hilfe, zumindest in der Bereitstellung von Hilfsmittel.

„Verhaltensmuster: Schlaf und Ruhe"

Sie gibt an, schlecht einschlafen zu können. Ohne entsprechende Medikamente kann sie fast nicht einschlafen. Sie kommt schlecht zur Ruhe, wird nachts häufig wach. Mit der entsprechenden Medikation gelingt es ihr jedoch rasch wieder einzuschlafen. Morgens fühlt sie sich unausgeruht, bleibt aber wach. Sie weiß über die Wichtigkeit eines Tag- und Nachtrhythmus Bescheid und versucht sich auch daran zu orientieren. Zur Hilfe trinkt sie abends ein Glas Sekt oder Wein, dies erleichtert ihr das Einschlafen.

„Verhaltensmuster: Kognition und Perzeption"

Frau M. hört sehr schlecht. Sie besitzt zwei Hörgeräte, trägt jedoch meistens nur eins. Sie ist Brillenträgerin. Entscheidungen trifft sie gemeinsam mit ihrer Tochter. Sie behauptet von sich selbst noch ein gutes Gedächtnis zu haben. Mit neuer Technik kommt sie selten zurecht, sie hat jedoch kein Problem damit um Hilfe zu bitten. Bei Schmerzen nimmt sie eine Schmerztablette oder –tropfen ein. Sie glaubt, in ihrem Tagesdoset ein Schmerzmittel zu haben (ist jedoch keins vorhanden).

„Verhaltensmuster: Selbstwahrnehmung und Selbstbild"

Frau M. hat gerne Besuch. Sie hat gerne Kinder um sich herum. Durch ihre Krankheit ist sie eingeschränkt, da sie keine Besuche mehr machen kann. Eine Mamma-Ablation hat Frau M. in ihrer Weiblichkeit eingeschränkt, sie schämt sich für die fehlende Brust. Frau M. hat sehr viel Wert auf ihr Äußeres gelegt, bei der Pflege durch Andere schränkt sie dies jedoch ein. Frau M. gibt an, dass sie seit Jahren unter Depressionen leidet, sie empfindet sich jedoch positiv, da sie nur an vereinzelten Tagen Probleme dadurch hat. Sie nimmt regelmäßig Medikamente. Außerdem gibt sie an eine sehr ängstliche Person zu sein.

„Verhaltensmuster: Rollen und Beziehungen"

Frau M. lebt dicht mit ihrer Familie zusammen. Die Schwiegertochter wohnt mit ihrer geistig behinderten Enkeltochter im selben Haus, zu beiden hat so täglichen Kontakt. Ihr Enkelsohn ist fast täglich im Haus, besucht sie aber nicht immer. Im Nachbarhaus lebt ihre Tochter mit ihrem Schwiegersohn, beide haben ebenfalls eine Tochter. Tochter und Enkeltochter sind beide Krankenschwestern. Ihre Tochter übernimmt gemeinsam mit einer osteuropäischen Haushaltshilfe, die in der Wohnung von Frau M. lebt, die Pflege und hauswirtschaftliche Versorgung, zusätzlich zur Pflege ist einmal täglich morgens der Pflegedienst involviert. Sie hat zu ihrer Familie guten Kontakt, ihr Schwager besucht sie regelmäßig mit seiner Ehefrau. Das Verhältnis zur Schwiegertochter ist nicht immer einfach, Frau M. hat aufgrund dessen entschieden, dass die Tochter oder - wenn diese verhindert ist - die Enkeltochter über Frau M. entscheiden dürfen. Über Probleme wird innerhalb der Familie offen gesprochen. Frau M. fühlt sich stark in das Familienleben integriert. Sie führt ein gutes Verhältnis mit ihrer Tochter, die auch ihr Einkommen verwaltet, Frau M. schenkt ihrer Tochter vollstes Vertrauen. Frau M. zählt Familienangehörige auch zu ihren Freunden, da die meisten Freunde von früher entweder selbst erkrankt oder bereits verstorben sind.

„Verhaltensmuster: Sexualität und Fortpflanzung"
Die angegeben Fragen treffen alle nicht auf Frau M. zu.

„Verhaltensmuster: Bewältigungsverhalten (Coping) und Stresstoleranz"
Frau M. gibt die Krebserkrankung ihres Mannes an. Ihr Mann war ungefähr neun Monate krank, bis zu seinem Tod. Er hat Chemotherapie bekommen und war oft im Krankenhaus. Sie sagt, dass er durch seine Erkrankung viel mehr Beachtung geschenkt bekommen hat, alle haben nach ihm geschaut. Zum Ende seiner Erkrankung war sie auch zweimal im Krankenhaus. Gekümmert haben sich in der Zeit ihre Tochter und Enkeltochter. Zusätzlich war ein Pflegedienst involviert. Tochter und Enkeltochter hatten in der Zeit ein sehr inniges Verhältnis zu Eltern bzw. Großeltern, haben sich mit bei beiden ins Bett gelegt, da beide zu dieser Zeit bettlägerig waren. Frau M. ist der Tod ihres Mannes durch den familiären Zusammenhalt leichter gefallen und hat die Zeit des Sterbens von ihrem Mann als positiv empfunden. In schweren Zeiten wendet sie sich an ihre Tochter und an Gott. Durch beides empfindet sie Trost. Frau M. nimmt jeden Abend ein Medikament zum Einschlafen und trinkt dazu ein kleines Glas Sekt oder Wein. Das hilft ihr, sie fühlt sich dadurch ruhiger. Ohne Medikamente ist sie sehr aufgewühlt und

kann nicht schlafen. Sie handelt lösungsorientiert und war damit meist erfolgreich.

„Verhaltensmuster: Werte und Überzeugungen"
Sie ist eine gläubige Christin, war früher jeden Sonntag in der Kirche. Heute hört sie den Gottesdienst zu Hause. Sie liest täglich in der Bibel und betet. Ihr Glaube gibt ihr Kraft. Sie ist mit ihrem Leben zufrieden, hat aber in ihrem Alter keine Zukunftspläne mehr.

„Anderer Themen"
Frau M. hat keine anderen Themen mehr.

2.2   Zusammenfassung: „Geriatrisches Basisassessment"
„Das Geriatrische Screening umfasst 15 Items und kann im Rahmen der regulären Anamneseerhebung innerhalb von 5 bis 10 Minuten bearbeitet werden (vgl. Tabelle S. 14). Die strukturierte geriatrische Anamnese dient dem Screening auf geriatrische Risiko- und Problemkonstellationen und trägt zur Fallidentifikation geriatrischer Patienten bei." (Bach; Hofmann; Nikolaus 1997, 13)

„Erhebungsbogen Geriatrisches Screening"
Der Erhebungsbogen wurde geführt nach Anlage 1 „Geriatrisches Basisassessment" (Bach; Hofmann; Nikolaus 1997) und ist im Anhang zu finden.

Sehen: Frau M. kann die Fingerzahl auf 2 Meter Entfernung erkennen. Sie kann Überschriften in der Tageszeitung problemlos lesen, selbst die Artikel stellen keine Schwierigkeit für sie dar. Ihre Sehfähigkeit hat sich nach eigenen Angaben nicht verschlechtert.
Hören: Frau M. kann geflüsterte Zahlen 50 Zentimeter vom Ohr entfernt nicht verstehen. Selbst mit Hörgeräten nicht. Sie trägt zwei Hörgeräte, akzeptiert die meist jedoch nur eins.
Arme: Beide Hände bekommt Frau M. nicht hinter den Kopf gelegt. Einen Kugelschreiber kann sie mühelos von der Tischplatte aufheben.

Beine: Frau M. kann einige Schritte selbstständig gehen, allerdings benötigt sie dazu den Rollator, ohne ihn ist ihr dies nicht möglich.

Blasenkontinenz: Frau M. hat einen Blasendauerkatheter, hatte vorher aber zeitweise Probleme den Urin zu halten.

Stuhlkontinenz: Sie ist stuhlkontinent.

Ernährung: Frau M. ist adipös.

Kognitiver Status: Frau M. kann sich kurzfristig die drei Begriffe merken, nach ein paar Minuten weiß sie diese jedoch nicht mehr.

Aktivität: Frau M. kann sich nicht selbst anziehen. Sie kann keine Treppen mehr steigen, auch keine einzelne Stufe. Sie kann nicht mehr selbst einkaufen.

Depressionen: Es kommt häufig vor, dass Frau M. antriebslos ist und am liebsten den Tag im Bett verbringen möchte. In letzter Zeit ist es jedoch besser geworden.

Soziale Unterstützung: Frau M. hat einen engen Kontakt zu ihren Angehörigen und kann sich auf diese verlassen.

Allgemeine Risikofaktoren: Sie war im August 2013 das letzte Mal im Krankenhaus. Gestürzt ist sie längere Zeit nicht. Sie nimmt täglich mehr als fünf Medikamente. Sie hat häufig Schmerzen.

Im „Geriatrischen Screening" konnte festgestellt werden, dass Frau M. in einigen Bereichen des täglichen Lebens Schwierigkeiten hat diese durchzuführen und ist auf Hilfe angewiesen (Bach; Hofmann; Nikolaus 1997, 20).

„Erhebungsbogen Barthel Index"

Der „Barthel Index" wurde geführt nach Anlage 2a des „Geriatrischen Basisassessment" unter Berücksichtigung der dazugehörigen Anleitung (Bach; Hofmann; Nikolaus 1997, 23ff.) und ist im Anhang zu finden. Die Bewertung findet sich in diesem Kapitel (Bach; Hofmann; Nikolaus 1997,

Frau M. hat im Barthel Index 55 Punkte erreicht (siehe Anhang). „(..) der Barthel Index (...) kann (...)den Grad der Hilfsbedürftigkeit quantifizieren." (Bach; Hofmann; Nikolaus 1997, 22). Wichtiger als die Gesamtpunktzahl dieses Instrumentes können einzelne Punkte für den Patienten sein, dass diese evtl. wieder erreicht werden können und sich die Lebensqualität für den Patienten diesem Rahmen verbessert (Bach; Hofmann; Nikolaus 1997, 22).

„Mini – Mental State Examination"
„Die Mini –Mental Examination (MMSE) ist das am häufigsten angewendete Screeningverfahren für Gedächtnisstörungen." (Bach; Hofmann; Nikolaus 1997, 29)
Die MMSE wurde als Interview geführt und befindet sich im Anhang. Entnommen wurde sie aus dem „Geriatrischen Basisassessment" als Anlage 2b (Bach; Hofmann; Nikolaus 1997).

Frau M. kam auf 26 Punkte. Im Durchschnitt erreichen ältere Menschen eine Punktzahl von 28, bei weniger erreichten Punkten kann eine kognitive Einschränkung angenommen werden, allerdings erst ab einer Punktzahl von 24 und weniger (Bach; Hofmann; Nikolaus 1997, 29). Frau M. liegt folglich in der Mitte, die MMSE sollte zur Sicherheit in einem gewissen Abstand wiederholt werden um die kognitiven Fähigkeiten auf eine evtl. Verschlechterung beobachten zu können.

„Geriatrische Depressions-Skala"
Die Fragen zur „Geriatrischen Depressions-Skala" wurden nach Anlage 2c (Bach; Hofmann; Nikolaus 1997) gestellt, Frau M. antwortete mit „Ja" oder „Nein" (siehe Anhang).

Aufgrund einer nicht zu niedrigen Punktzahl in der MMSE konnte, die „Geriatrische Depression-Skala" verwendet werden (Bach; Hofmann; Nikolaus 1997, 35).
Da Frau M. 6,5 Punkte erreicht hat, ist eine Depression wahrscheinlich. Bei Frage 5 konnte sie sich nicht entscheiden, antwortete aber zuerst mit „Nein", was zu einer Punktzahl von 7 führen würde (Bach; Hofmann; Nikolaus 1997, 35).

„Erhebungsbogen Soziale Situation"

Der „Erhebungsbogen Soziale Situation" ist die Anlage 2d, Frau M. wurden dazu Fragen gestellt (siehe Anhang) (Bach; Hofmann; Nikolaus 1997).

Frau M. lebt seit kurzen alleine, im selben Haus lebt die Schwiegertochter, im Haus nebenan ihre Tochter. Sie bekommt täglich besuch, hat ein gutes Verhältnis zu ihrer Familie und ihren Bekannten. Sie selbst kann die Kontakte nicht mehr pflegen und ist darauf angewiesen, dass sie besucht wird. Sie war von Beruf Kindergärtnerin und erinnert sich gerne an diese Zeit, ihr Beruf hat ihr sehr viel Freude bereitet. Obwohl sie sich nur in ihrer Wohnung aufhalten kann, hat sie noch Interessen, sie schaut gerne fern, liest die Zeitung, hört den Gottesdienst aus ihrem Dorf. Dass ihre körperliche Verfassung es nicht mehr zulässt, dass sie ihr Leben selbst gestalten kann, gefällt ihr nicht, ohne Hilfe anderer könnte sie nicht in ihrer Wohnung bleiben. Mit ihrem monatlich zur Verfügung stehenden Geld kommt sie aus, muss jedoch fremd verwaltet werden.

„Geldzählen"

„Bei „Geldzählen" nach NIKOLAUS [26,27] erfasst die „feineren" Tätigkeiten des täglichen Lebens, die manuellen Fähigkeiten, den Nahvisus und auch kognitive Funktionen durch die darin enthaltenen Rechenvorgänge." (Bach; Hofmann; Nikolaus 1997, 40)

Mit Frau M. wurde das „Geldzählen durchgeführt, sie Anhang. Sie hat dazu zweiundachtzig Sekunden benötigt. Nach Nikolaus ist dieses Ergebnis so zu interpretieren, dass „(…)ein Risiko mit erheblicher Hilfsbedürftigkeit" besteht (Bach; Hofmann; Nikolaus 1997, 40).

„Erhebungsbogen Timed „Up & Go""

„Up & Go" befindet sich als erhebungsbogen in der Anlage (Bach; Hofmann; Nikolaus 1997).

Frau M. benötigte für die gestellte Aufgabe circa 80 Sekunden. Bei einer Zeit über 30 Sekunden liegt eine erheblich eingeschränkte Mobilität vor. Frau M. ist demnach auf adäquate Hilfsmittel und Betreuung angewiesen (Bach; Hofmann; Nikolaus 1997, 42).

„Erhebungsbogen Mobilitätstest nach Tinetti"

Der „Erhebungsbogen Mobilitätstest nach Tinetti" wurde durchgeführt (siehe Anlage) (Bach; Hofmann; Nikolaus 1997, 43f.).

Frau M. hat erhebliche Einschränkungen in ihrer Mobilität und Balance. Sie kann stabil sitzen, benötigt aber zu Aufstehen etwas, wo sie sich abstützen kann. Sie steht sicher, muss aber die Füße geöffnet halten. Um ihre eigene Achse kann sie sich nicht drehen, ohne sich festzuhalten und Pausen einzulegen. Bei einem Stoß gegen die Brust, bleibt sie stehen, muss jedoch einen Schritt machen. Zum Hinsetzen lässt sie sich mehr oder weniger fallen.

Ergebnis des „Geriatrischen Basisassessment"

„(…). Hiermit werden nicht ausschließlich mögliche Defizite, sondern vor allem verbliebene, förderungsfähige Potentiale eruiert, die die Ansatzmöglichkeiten für rehabilitative Strategien bilden. Im Rahmen des Assessment-Programms dienen sie darüber hinaus der Therapiezielformulierung(…)alter Menschen." (Bach; Hofmann; Nikolaus 1997, 47)

An dieser Stelle wird auf Kapitel 3 verwiesen.

2.3   Einschätzung der Angehörigen

Zur Einschätzung durch die Angehörigen wurden die Tochter von Frau M. und die Enkeltochter befragt. Es wurden keine Notizen zu der Schilderung gemacht.

Tochter und Enkeltochter von Frau M. sind froh darüber, dass sie die Hilfe und Unterstützung durch den Pflegedienst so gut annimmt, dies stellt für beide eine erhebliche Erleichterung dar. Sie sehen Frau M. manchmal als eine sehr fordernde Person und sind der Meinung, würde die Pflege ausschließlich durch die Familie durchgeführt, käme es zu Schwierigkeiten innerhalb der Familie. Der Allgemeinzustand von Frau M. hat sich im Sommer letzten Jahres stark verschlechtert. Sie war zweimal im Krankenhaus, beim zweiten Mal, hatte sie eine Pneumonie. In dieser Zeit war sie stuhlinkontinent, hatte eine kindliche Art an sich. Sie war sehr aufgewühlt, hatte Angst alleine gelassen zu werden, wirkte jedoch auch wieder sehr fröhlich. Die Familie gibt an, Frau M. in der Zeit kaum erkannt zu haben. Als sie wieder aus dem Krankenhaus nach Hause entlassen wurde, stand ein Pflegebett bereit, da sie bettlägerig geworden war. Ihr Ehemann verstarb dann auch in dieser Zeit. Nach dem Tod ihres Mannes verbesserte sich ihr Allgemeinzustand zusehens. Sie wollte wieder aufstehen, das kindliche Verhalten legte sie auch ab. Zurzeit empfinden die Angehörigen die Situation als sehr entspannend. Frau M. macht einen gepflegten und fitten Eindruck auf beide.

2.4 Einschätzung Pflegefachkraft

Als Pflegefachkraft wurde der Fall nicht nur objektiv durch die Assessments, sondern auch subjektiv durch Erfahrungen wahrgenommen.

Frau M. macht einen zufriedenen Eindruck. Sie ist zwar mit der Tatsache pflegebedürftig zu sein, nicht einverstanden, kann es allerdings akzeptieren durch die liebevolle Betreuung die ihr entgegen gebracht wird. Sie fühlt sich wohl und genießt es, dass sich jeder um sie kümmert. Die tägliche Versorgung durch den Pflegedienst nimmt sie gerne an. Die Pflegefachkraft unterstützt sie bei der Grundpflege und Mobilisation. Darüber hinaus überwacht die Pflegefachkraft auch die Ausscheidung von Frau M., sie leidet häufig an Obstipation, bei Bedarf bekommt sie durch die Pflegefachkraft ein Microklist verabreicht, danach kann sie problemlos abführen. Das Richten der Medikamente übernimmt die Tochter von Frau M., die Haushaltshilfe verabreicht diese. Frau M. weist intakte Haut auf. Sie neigt gelegentlich dazu, im Leistenbereich Hautrötungen zu entwickeln, deshalb muss die Haut in diesem Bereich, bei der Pflege, gut getrocknet werden. Sie benötigt Unterstützung im Bereich Mobilität. Zum Aufstehen muss sie sich abstützen und zum Gehen benötigt sie ihren Rollator. Frau M. ist häufig sehr ängstlich, bspw. wenn sie im Bett liegt und das Bett durch anstoßen wackelt, hat sie Angst und hält sich fest. Sie hat nachts auf einer Seite das Bettseitenteil hochgezogen, auf der anderen Seite bleibt das Bett offen. Frau M. leidet hin und wieder an Harnwegsinfekten. Seitdem der Blasendauerkatheter liegt, hatte sie einmal einen Harnwegsinfekt, der mit Antibiotikagabe behandelt wurde.

2.5 Die medizinische Diagnosen

Die medizinischen Diagnosen stützen sich auf zwei Arztbriefe(siehe Anhang), der letzten beiden Krankenhausaufenthalten, als auch auf Angaben durch Angehörige.

Harnwegsinfekt: „(…)entzündliche Erkr. der Harnwege v.a. durch autogene bakterielle Inf. (Enddarm als Keimreservoir)(…)" (Pschyrembel; Dornblüth 2004, 723).

Chronische Niereninsuffizienz Stadium 4: „(…)eingeschränkte Fähigkeit der Nieren, harnpflichtige Substanzen (…) auszuscheiden(…)" (Pschyrembel; Dornblüth 2004, 1278f.).

Renale Anämie: „(…)syn. nephrogene Anämie bei chron. Niereninsuffizienz, deren Schwere mit dem Ausmaß der Nierenfunktionseinschränkung korreliert(…)" (Pschyrembel; Dornblüth 2004, 72).

Hyperurikämie: „(…)erhöhte Harnsäurekonzentration im Blut (…) prädisponierend für Gicht(…)" (Pschyrembel; Dornblüth 2004, 821).

Hyponatriämie: „(…)Form der Elektrolytstörung mit verminderter Natriumkonzentration im Blut(…)" (Pschyrembel; Dornblüth 2004, 826).

Z.n. Mamma Ca. 2008 mit Ablatio li: „(…)Brustkrebs(…)" (Pschyrembel; Dornblüth 2004, 1109ff.) „(…)Amputation(…)" (Pschyrembel; Dornblüth 2004, 4).

Chronische Schmerzsyndrom: „(…)Oberbegriff für Beschwerdebilder, die mit chron.(…)Schmerzen einhergehen(…) (Pschyrembel; Dornblüth 2004, 1637).

Arterielle Hypertonie: „(…)Bluthochdruck(…) (Pschyrembel; Dornblüth 2004, 820).

Depression: „(…)Störung der Affektivität mit depressiven Episoden(…)" (Pschyrembel; Dornblüth 2004, 380).

Herzinsuffizienz: „(…)unzureichende Funktion des Herzens(…)" (Pschyrembel; Dornblüth 2004, 751).

Osteochondrose: „(…)Knochen- und Knorpeldegeneration." (Pschyrembel; Dornblüth 2004, 1329).

2.6   Medikamente und mögliche Neben-/Wechselwirkungen

Frau M. nimmt zurzeit folgende Medikamente ein:

L-Thyroxin 50µg   1 - 0 - 0 - 0

Nebenwirkungen: „(…)Unverträglichkeit der Dosisstärke, Überdosierung.
Wird im Einzelfall die Dosisstärke nicht vertragen oder liegt eine
Überdosierung vor, so können, besonders bei zu schneller Dosissteigerung
zu Beginn der Behandlung, die typischen Erscheinungen einer
Schilddrüsenüberfunktion auftreten, z.B.: Blutdruckerhöhung,
Muskelschwäche und Muskelkrämpfe(…)." (Beipackzettel: L-Thyroxin,
15.02.2014)

Pantoprazol 40mg   1 - 0 - 0 - 0

Nebenwirkungen: „(…)Magen-Darm-Trakt: Häufig: Durchfall, Verstopfung,
Blähungen, Bauchschmerzen Nervensystem/Psyche: Sehr selten:
Depression(…). (Beipackzettel: Pantoprazol, 15.02.2014)

Enalapril 5mg   ½ - 0 - 0 - 0

Nebenwirkungen: „(…)Nervensystem: Häufig: Depressionen Gelegentlich:
Verwirrtheitszustände, Schlaflosigkeit, Selten: Häufig: Übermäßige
Blutdrucksenkung einschließlich übermäßiger Blutdruckabfall bei
Lagewechsel vom Liegen zum Stehen Harnwege: Gelegentlich
Nierenfunktionsstörungen, Nierenversagen, vermehrte Eiweißausscheidung
im Urin Selten: Verminderte Harnausscheidung: Anstieg des Harnstoffs im
Blut, Abnahme der Natriumwerte im Blut(…)" (Beipackzettel: Enalapril,
15.02.2014)

Aspirin Protect 100   1 - 0 - 0 – 0

Nebenwirkungen: „(…)Häufig: Nieren: Nierenfunktionsstörungen und akutes
Nierenversagen(…)." (Beipackzettel: Aspirin Protect, 15.02.2014)

Quetiapin 50mg   0 - 0 - 1 – 0

Torasemid 10mg   1- ½ - 0 – 0

Nebenwirkungen: „(…)In Abhängigkeit von der Dosierung und der Behandlungsdauer kann es zu Störungen des Salz- und Wasserhaushaltes kommen, z.B. zu Flüssigkeitsverlust, Kalium- und/oder Natriummangel(…)." (Beipackzettel: Torasemid, 15.02.2014)

Clopidogrel 75mg   1 - 0 - 0 - 0
Nebenwirkungen: (Beipackzettel: Clopidogrel, 15.02.2014)

Citalopram 20mg   1 - 0 - 0 – 0
Nebenwirkungen: (Beipackzettel: Citalopram, 15.02.2014)

Zopiclon 7,5mg   0 - 0 - 0 – 1
Nebenwirkungen: (Beipackzettel: Zopiclon, 15.02.2014)

Proneurin 25mg   0 - 0 - 0 – 1
Nebenwirkungen: (Beipackzettel: Proneurin, 15.02.2014)

Microklist   bei Bedarf
Nebenwirkungen: (Beipackzettel: Microklist, 15.02.2014)

Da die Nebenwirkungen sich bei den einzelnen Medikamenten wiederholen, wurden nur relevante Nebenwirkungen aufgeführt. Die Wechselwirkungen wurden mit der Apotheke besprochen (siehe Anhang). Die Nebenwirkungen beziehen sich auf die pflegerelevanten Nebenwirkungen und stammen aus den Packungsbeilagen, die im Internet recherchiert wurden (siehe Literaturverzeichnis).

Es treten zwischen den Medikamenten keine wesentlichen Wechselwirkungen auf.

Die Gabe von Citalopram und Quetiapin kann zu Tachykardien führen und muss folglich beobachtet werden.

Bei der Verabreichung eines ACE-Hemmers (Enalapril) und einem Diuretikum (Torasemid) kann es zu einem Blutdruckabfall kommen, dies muss überwacht werden.

Außerdem kann die Wirkung der Antikoagulantien (Aspirin) verstärkt werden, durch die Gabe von Citalopram.

3 Der diagnostische Prozess

Im folgenden Kapitel sollen alle Pflegediagnosen gestellt werden, die für diesen Fall in Frage kommen. Anschließend sollen diese ausführlich beschrieben werden.

3.1 Die sich ergebenden Pflegediagnosen

Gefahr eines Elektrolytungleichgewichts, Gefahr eines Flüssigkeitsdefizits, Bereitschaft für einen verbesserten Flüssigkeitshaushalt, Bereitschaft für eine bessere Urinausscheidung, Obstipationsgefahr, Beeinträchtigte Gehfähigkeit, Beeinträchtigte körperliche Mobilität, Selbstversorgungsdefizit Körperpflege, Selbstversorgungsdefizit Sich kleiden, Selbstversorgungsdefizit Toilettenbenutzung, Bereitschaft für gesteigerte Hoffnung, Gefahr einer beeinträchtigten Religiosität, Bereitschaft für eine vertiefte Religiosität, Sturzgefahr, Chronischer Schmerz.

Die Pflegediagnosen wurden abgeleitet nach NANDA-I (siehe Literaturverzeichnis).

3.2 Beschreibung der Pflegediagnosen

Die bestimmende Merkmale bzw. die Risikofaktoren werden auf den Fall zutreffend benannt.

„Gefahr eines Elektrolytungleichgewichts" (Mosebach 2010, 105)
Risikofaktoren: Renale Störungen, Therapeutische Nebenwirkungen (z.B. Medikation)
„Gefahr eines Flüssigkeitsdefizits" (Mosebach 2010, 107)
Risikofaktoren: Medikation (z.B. Diuretika), Altersextreme
„Bereitschaft für einen verbesserten Flüssigkeitshaushalt" (Mosebach 2010, 108)
Bestimmende Merkmale: Urinausscheidung entspricht der Zufuhr, feuchte Schleimhäute, guter Gewebeturgor, kein Hinweis auf Ödeme, kein übermäßiger Durst, strohfarbener Urin
„Bereitschaft für eine bessere Urinausscheidung" (Mosebach 2010, 121)

Bestimmende Merkmale: Ausscheidung liegt innerhalb des Normbereichs, Flüssigkeitszufuhr ist ausreichend für den Tagesbedarf, Urin ist strohfarben „Obstipationsgefahr" (Mosebach 2010, 130)

Risikofaktoren: Funktionell: ungenügend physische Aktivität Psychologisch: Depression Physiologisch: Unzureichender Gebisszustand Pharmakologisch: Antidepressiva, Diuretika Mechanisch: Unausgeglichene Elektrolytwerte, Adipositas

„Beeinträchtigte Gehfähigkeit" (Mosebach 2010, 144)

Bestimmende Merkmale: Beeinträchtige Fähigkeit, Treppen zu steigen, beeinträchtigte Fähigkeit, erforderliche Strecken zu gehen

Beeinflussende Faktoren: Konditionsabbau, depressive Stimmungslage, umgebungsbestimmte Einschränkungen (z.B. Treppen), Angst zu stürzen, ungenügende Muskelkraft, begrenzte Ausdauer, Schmerzen, Adipositas, Muskuloskeletale Beeinträchtigung

„Beeinträchtige körperliche Mobilität" (Mosebach 201, 146)

Bestimmende Merkmale: Veränderung des Gangbilds, verlangsamte Bewegungen

Beeinflussende Faktoren: Angst, Adipositas, Konditionsabbau, reduzierte Muskelmasse, reduzierte Muskelkraft, Gelenksteife, Schmerzen, Muskuloskeletale Beeinträchtigung, bewegungsarmer Lebensstil

„Selbstversorgungsdefizit Toilettenbenutzung" (Mosebach 2010, 176)

Bestimmende Merkmale: Unfähigkeit, eine angemessene Toilettenhygiene durchzuführen, Unfähigkeit, den Nachtstuhl zu leeren, Unfähigkeit, die Kleidung für den Toilettengang zu handhaben

Beeinflussende Faktoren: Beeinträchtigter Mobilitätszustand, Muskuloskeletale Beeinträchtigung, Schmerzen, Angst

„Sturzgefahr" (Mosebach 2010, 324)

Risikofaktoren: Alter: 85 Jahre, Stürze in der Vorgeschichte, Gebrauch von Hilfsmitteln, Gangunsicherheit, Osteochondrose, reduzierte Kraft der unteren Extremitäten

„Selbstversorgungsdefizit Körperpflege" (Mosebach 2010, 174)

Bestimmende Merkmale: Unfähigkeit, den Körper abzutrocknen, Unfähigkeit, an Waschutensilien zu gelangen, Unfähigkeit; das Bad zu erreichen, Unfähigkeit, den Körper zu waschen

Beeinflussende Faktoren: Muskuloskeletale Beeinträchtigung, Schmerzen, Schwäche

„Selbstversorgungsdefizit Sich kleiden" (Mosebach 2010, 175)

Bestimmende Merkmale: Unfähigkeit, die Schuhe wegzuräumen, Unfähigkeit die Socken wegzuräumen, beeinträchtigte Fähigkeit die Schuhe anzuziehen, Beeinträchtigte Fähigkeit Socken anzuziehen, beeinträchtigte Fähigkeit, die Socken auszuziehen, Unfähigkeit, den Unterkörper anzukleiden, Unfähigkeit, das eigene Erscheinungsbild zufrieden stellend zu gestalten, beeinträchtigte Fähigkeit, den Oberkörper anzukleiden, beeinträchtigte Fähigkeit Kleidungstücke zu schließen, zu befestigen bzw. zurechtzurücken, beeinträchtigte Fähigkeit an Kleidung zu gelangen

Beeinflussende Faktoren: Muskuloskeletale Beeinträchtigung, Schmerz Angst, Unbehagen

„Chronischer Schmerz" (Mosebach 2010, 361)

Bestimmende Merkmale: Veränderte Fähigkeit, frühere Aktivitäten fortzuführen, Depression, beobachtete Schonhaltung, verbale Äußerung über Schmerz.

„Bereitschaft für gesteigerte Hoffnung" (Mosebach 2010, 300)

Bestimmende Merkmale: Äußert den Wunsch, die Fähigkeiten zu verbessern, sich erreichbare Ziele zu setzen.

„"Gefahr einer beeinträchtigten Religiosität" (Mosebach 2010, 309)

Risikofaktoren: Entwicklungsbedingt: Lebensübergänge, Umgebungsbeding: Fehlende Transportmöglichkeiten, Physisch: Krankheit, Schmerz, Psychologisch: Depression.

„Bereitschaft für eine vertiefte Religiosität" (Mosebach 2010, 310)

Bestimmende Merkmale: Bittet um Hilfe zur Erweiterung der religiösen Möglichkeiten, bittet um die Unterstützung, um die Teilnahme an vorgeschriebenen religiösen Glaubensmustern zu verstärken (z.B. Gebete, Gottesdienste/Andacht, privates religiöses Verhalten, Lesen von religiösem Material.

Als Hauptdiagnosen lassen sich daraus ableiten:
„Beeinträchtige körperliche Mobilität" (Mosebach 201, 146) und „Bereitschaft einer vertieften Religiosität" (Mosebach 2010, 310). Da im Gespräch mit Frau M. für beide Bereiche vermehrt Verbesserungen erwünscht sind.

4. Zielsetzung unter Einbezug einer Pflegetheorie

Im nächsten Kapitel soll die Pflegetheorie nach Friedemann dargestellt werden. Im Anschluss daran, wird es zur Zielformulierung innerhalb der Pflegetheorie kommen.

4.1 Pflegetheorie nach Friedemann

In diesem Kapitel soll die Pflegetheorie nach Friedemann beschrieben werden. Zu einer übersichtlicheren Gestaltung, wurde dieses Kapitel unterteilt.

4.1.1 Biographie der Autorin

Marie-Luise Friedemann ist in Zürich (Schweiz) aufgewachsen. Dort macht sie eine Handelsmatura. Nach ihrem Abschluss wanderte sie in die Vereinigten Staaten von Amerika aus, wo sie in San Francisco einen Diplomabschluss in der Krankenpflege erreichte. Darauf machte sie an der Wayne State University in Michigan einen Bachelorabschluss in der Pflege. Zunächst arbeitet sie als Gemeindeschwester. 1977 erlangte sie einen Masterabschluss in psychiatrischer Pflege an der University von Michigan. Danach fing Friedemann an, in der Pflegeausbildung als Lehrende tätig zu werden. 1984 erreichte sie den Doktorgrad an der University von Michigan in Pädagogik und Gemeindeplanung. Nach einigen Jahren, nahm sie eine Stelle als Rektorin einer Pflegeschule an. Heute hat sie eine Professur an der Florida International University. Ihr Hauptaufgabenbereich liegt in der Forschung, Themen in denen sie forscht sind bspw. Familiendynamik, Familien in der Pflege von chronisch Kranken.

Immer wieder nahm sie zu dieser Zeit Lehraufträge in Europa entgegen, vor allem in der Schweiz. Dies nutzte sie um auch im deutschsprachigen Raum Kontakte aufzubauen und um dort ebenfalls ihre Theorie zu lehren.

Der Beginn ihrer Theorie ist 1986 anzusetzen. Damals war sie in Detroit tätig. In Detroits Innenstadt leben zu dieser Zeit viele krisengeplagte Familien, die die konventionelle Familientherapie nur sehr schlecht annahmen. Sie lehrte den Pflegenden die „Theorie des systemischen Gleichgewichts", was eine gute Grundlage für die Arbeit in der Praxis darstellte. In den weiteren Jahren entwickelte Friedemann die Theorie so weiter, dass 1995 im englischsprachigen und 1996 im deutschsprachigen Raum ihr Buch zum ersten Mal aufgelegt wurde. Friedemann ist der Auffassung, dass durch die ständige Entwicklung, auch in der Pflege, ihre Theorie nie zu Ende ist und immer wieder überarbeitet werden muss. Ihr Buch „Familien- und umweltbezogene Pflege" ist mittlerweile in der dritten Auflage erhältlich. (Friedemann 2014)

4.1.2   Einführung in die Theorie

„Die Theorie des Systemischen Gleichgewichts ist eine Pflegetheorie, die mit Einzelpersonen, Familien, Gruppen, Organisationen und Gemeinden in die Praxis umgesetzt werden kann." (Friedemann 2014)
Die Theorie dient dazu, dass Pflegefachkräfte den Familien Unterstützung geben können, sich mit der Pflege des Angehörigen auseinanderzusetzen. Erst durch theoriegestützte Pflege ist es möglich, dass sich Verbesserungen bei dem Pflegebedürftigen einstellen, wie bspw. eine bessere Annahme der Pflegebedürftigkeit. Mit Hilfe der Theorie können Probleme innerhalb der Familie besser erkannt werden, außerdem dient sie als Grundlage zur Kommunikation von interdisziplinären Teams. Das gesunde Familienleben spielt eine ausschlaggebende Rolle für den Pflegebedürftigen. Die Familie sollte folglich als Mitglieder im Pflegeteam angesehen werden. (Friedemann; Köhlen 2010, 17f.)
Eine Pflegetheorie dient als wissenschaftliche Grundlage für die Ausübung von professioneller Pflege und ist somit unumgänglich.
„Seit Florence Nightingale wurde in der Pflege immer wieder geforscht. Dabei kristallisieren sich in der Theoriebildung im angloamerikanischen Raum vier hauptsächliche Konzepte heraus: <<Umwelt>>, <<Mensch>>, <<Gesundheit>> und <<Pflege>>." (Friedemann; Köhlen 2010, 18)
Diese weisen verschiedene Perspektiven auf und behandeln nie das Ganze. Friedemann führt dazu noch „Familie" und „Familiengesundheit" auf, dabei

22

möchte sie darauf aufmerksam machen, dass die Familie eine wesentliche Rolle im Pflegeprozess darstellt. (Friedemann; Köhlen 2010, 17f.)

Friedemann sieht die „Pflege von Familien" als „wichtig und erforderlich" (Friedemann; Köhlen 2010, 19) an. Nicht nur der Pflegebedürftige ist von der Situation betroffen, sondern sein gesamtes Umfeld. Deshalb sollten alle möglichen Mitglieder der Familie in die Pflege miteinbezogen werden, dies bedarf Beratung, Begleitung und Anleitung durch die zuständigen Pflegefachkräfte. Pflegehandlungen sind dabei alles, was den Pflegenden betrifft. Vor allem Ressourcen der Familie können in den Prozess der Pflege miteinbezogen werden. (Friedemann; Köhlen 2010, 19ff.)

„In der familien- und umweltbezogenen Pflege werden durch den systemischen Ansatz je nach Perspektive das Individuum, die Familie und die Umwelt als miteinander verknüpft und als Teil vom anderen betrachtet, was aufgrund des wechselseitigen Einflusses nicht voneinander getrennt werden kann. Grundlage der familien- und umweltbezogenen Pflege ist die Theorie des systemischen Gleichgewichts." (Friedemann; Köhlen 2010, 22)

„Die Systemtheorie beruht auf der Annahme, dass alles, was komplex ist, von der kleinsten Zelle bis zum Universum, in Systeme geordnet ist." (Friedemann; Köhlen 2010, 22). Systeme sind strukturiert und dynamisch und besitzen ein Zentrum um das sich die einzelnen Prozesse bewegen. Systeme sind offen, dadurch kann bspw. Energie bezogen werden, die Arbeit produzieren kann. Die Überlappung unter den verschiedenen Systemen unterliegt einem Wechselwirkungsprinzip, oder einem Ursachen-/Wirkungsprinzip. Systeme sind hierarchisch angeordnet und weisen somit eine gewisse Organisation auf. Ein Krankenhaus kann bspw. als System beschrieben werden mit mehreren Subsystemen, wie der Pflegedienst. Ein weiteres Subsystem wäre der einzelne Mitarbeiter. Es gibt folglich in einem System wiederrum Subsysteme, in welchen sich ebenfalls Subsysteme wiederfinden können. Das Krankenhaus kann aber auch als ein Teil eines noch größeren Systems betrachtet werden, dies wird auch als Suprasystem bezeichnet. Eigenschaften der einzelnen Subsysteme können nicht in der Summe die Eigenschaften des gesamten Systems ergeben, vielmehr ergeben alle Eigenschaften der Subsysteme - durch ihre Beziehung zueinander das System. Familienmitglieder sind Teil verschiedener Systeme, also verschiedene Subsysteme, die jedoch eine Auswirkung auf das System des einzelnen Menschen haben können. (Friedemann; Köhlen 2010, 22f.)

4.1.3 Das Konzept der Pflegetheorie

„Die familien- und umweltbezogene Pflege orientiert sich wie andere konzeptuell angelegte Pflegemodelle an dem Metaparadigma von Umwelt, Mensch, Gesundheit und Pflege. Da sich die Struktur und Prozesse der Familie als System wesentlich von denen des Individuums als Subsystems unterscheiden, ist es notwendig, das Konzept der Familie zu den Konzepten des Metaparadigma hinzuzufügen. Hinzu kommt, dass sich Gesundheit und Pflege nicht nur auf das Individuum beziehen, sondern auch aus der Perspektive der Familie und ihrer Subsysteme betrachtet werden müssen."
(Friedemann; Köhlen 2010, 25)

Umwelt

Wie bereits in Kapitel 4.1.2 beschrieben, bestehen Systeme in einer hierarchischen Aufstellung. Das Universum ist allen Systemen, die auf der Erde bestehen, übergeordnet. Die Sortierung des Universums ist den Menschen weitgehend unklar und lässt sich für diese nur schwer erklären. Das gesamte Leben stellt ein Netzwerk dar, das miteinander agiert. Das Universum bestimmt auf der Erde: „Zeit, Raum, Energie und Materie". (Friedemann; Köhlen 2010, 25) In der Umwelt bewegt sich der Mensch. Darin sind alle Systeme eingeschlossen außer das System Mensch und das System Familie, inklusive des Universums. Das Universum umschließt alle Systeme, dadurch befinden sich die einzelnen Systeme in einem dynamischen Prozess zueinander und lassen Entwicklung und Anpassungen erst möglich werden. Als Kongruenz wird dabei die perfekte Abstimmung aller Systeme zueinander bezeichnet. Kongruenz wird jedoch nie voll erreicht, aber angestrebt. (Friedemann; Köhlen 2010, 25f.)

Mensch

Die menschliche Umwelt wird beeinflusst durch Beziehungen zu anderen Menschen, Gegenständen und lebenden Organismen. Daraus definiert der Mensch seine eigene Identität. Die Realität ist dabei von der körperlichen Verfassung eines Menschen abhängig und somit beschränkt. Der Mensch ist sehr sensibel für Störungen innerhalb seines Systems, was ihn dazu befähigt bspw. Krankheiten zu erkennen. Sie streben eine Ordnung mit größeren Systemen an, was sich bspw. in der Religion darstellt. Der Mensch strebt nach Sicherheit, die er innerhalb von Zivilisationen erlangt. (Friedemann; Köhlen 2010, 26f.)

Der Mensch hat Angst, sein Ziel ist es, diese Angst zu reduzieren oder utopisch gesehen kongruent innerhalb aller anderen Systeme zu leben. Angst entsteht, wenn der Mensch innerhalb eines Systems agiert, was mit seinem System nicht kohäriert. Um die Angst zu reduzieren, entwickelt der Mensch gewisse Handlungen, mit dem Ziel, die Angst komplett auszuschalten. Diese Handlungen richtet der Mensch entweder so aus, dass ein anderes seinem System entspricht, oder er sein System dem anderen System anpasst, so dass er sich frei darin bewegen kann Der Mensch entwickelt sich am Besten in angstfreien Zuständen. (Friedemann; Köhlen 2010, 27) „Das menschliche Verhalten richtet sich deshalb auf vier Ziele: Stabilität, Wachstum, Regulation/Kontrolle und Spiritualität. Die möglichen Verhaltensweisen, die zu den Zielen führen, können in vier verschiedene Dimensionen eingeteilt werden: Systemerhaltung, Systemänderung, Kohärenz und Individuation." (Friedemann; Köhlen 2010, 27) Der Mensch ist stets versucht diese vier Ziele zu erreichen. Dabei ist es individuell zu betrachten, wann diese Ziele für den Einzelnen erreicht sind. (Friedemann; Köhlen 2010, 27f.)

Betrachtet man die Geschichte des Menschen wird deutlich, dass der Mensch schon jeher Regulation/Kontrolle anstrebt. Gerade heute wird dies in westlichen Zivilisationen deutlich. Dies dient der Bewältigung der Angst, da der Mensch versucht ist, sich Sicherheiten aufzubauen, in denen er angstfrei ist, doch dabei geht häufig verloren, dass das System Mensch auch mit der Umwelt und dem Universum verbunden ist. Ebenfalls dient die Spiritualität der Angstbewältigung. Gerade in Zeiten, in denen der Mensch mit seinem eigenen Tod konfrontiert wird, haben diese Ziele eine große Bedeutung. Durch das übermäßige Streben nach Regulation/Kontrolle, gelangt der Mensch häufig in eine Art Sklaverei. Es wird dabei außer Acht gelassen, dass er noch mehr Ziele verfolgen sollte um innerhalb seines Systems kongruent zu sein. dabei kann es passieren, dass Menschen die Kontrolle über dieses Ziel verlieren und das System unkontrollierbar wird (Friedemann;

Köhlen 2010, 28f.) Durch Spiritualität versucht der Mensch sich Dinge zu erklären, die er selbst nicht kontrollieren kann. So kann er kongruent sein mit Dingen die er selbst nicht erklären kann. Regulation/Kontrolle, als auch Spiritualität werden von jedem einzelnen individuell definiert und sind notwendig für jeden. (Friedemann; Köhlen 2010, 29)

Stabilität und Wachstum dienen ebenfalls der Angstbewältigung und der Erhaltung des Systems. Stabilität beschreibt die menschliche Persönlichkeit. Dabei wird sich auf „Werte, Auffassungen, Verhaltensregeln und Weltanschauungen" (Friedemann; Köhlen 2010, 30) bezogen. Der Mensch ist bestrebt daran festzuhalten, bei Eingriffen wehrt der Mensch sich dagegen. Wird seine Stabilität verletzt, ist sein Ziel diese wiederzuerlangen. Kann ihm dies evtl. körperlich nicht gelingen, muss er versuchen, diese Gegebenheiten zu akzeptieren, um so wieder Stabilität zu erlangen. Wachstum beschreibt die Entwicklung des Menschen um sich immer wieder anderen Systemen anpassen zu können. Wachstum erlangt der Mensch ebenfalls nach Akzeptanz der tatsächlichen Gegebenheiten, bspw. einer Krankheit. Wachstum und Stabilität werden von jedem angestrebt, der Umfang ist individuell. (Friedemann; Köhlen 2010, 30f.)

„Wie bereits erörtert, ist der dynamische Zustand von Kongruenz erreicht, wenn sich alle vier Ziele im angestrebten Gleichgewicht bewegen und das menschliche System in Muster und Rhythmus mit maßgebenden Systemen der weitern Umwelt und des Universums übereinstimmen.(…), Je nach Lebenslage, Alter oder Kultur des Menschen wird das ein oder andere Ziel mehr oder weniger bedeutungsvoll." (Friedemann; Köhlen 2010, 31)

Handlungen die auf Stabilität und Regulation/Kontrolle ausgerichtet sind, sind sogenannte Selbstpflegehandlungen nach Orem. Dazu gehören: „Selbstpflegehandlungen (nach Orem) die dem körperlichen und geistigen Wohl dienen, wie Schlafen, körperliche Bewegung, Arbeit und Erholung, Ernährung, Freizeitgestaltung oder kulturelle oder intellektuelle Aktivitäten." (Friedemann; Köhlen 2010, 31) Diese Tätigkeiten basieren auf der persönlichen Gesunderhaltung und dienen ebenfalls der Sicherheit. Da sie häufig als Routine ausgeführt werden, ist es schwierig diese zu ändern. Pflegebedürftige, die sich neu an diese Situation gewöhnen müssen, haben bspw. einen äußeren Druck durch einen Pflegedienst. Pflegebedürftige müssen folglich ihre Gewohnheiten überprüfen, neue Prioritäten setzen und erlangen so Wachstum, Regulation/Kontrolle, dies wird als Systemänderung beschrieben. (Friedemann; Köhlen 2010, 32)

In der Kohärenzdimension geht es um den Zusammenhang der menschlichen Subsysteme. Kohärenz bedarf immer einer Unterstützung, Rückschläge dürfen dabei nicht zum Aufgeben führen. Dies sind die Handlungen, die zu Spiritualität und Stabilität führen. Der Mensch lernt sich dadurch besser kenne, weiß was er kann und was nicht. Individuation kann nur mit Kohärenz erreicht werden. (Friedemann; Köhlen 2010, 32)

Individuation dient der Zielerreichung Spiritualität. Die Handlungen die der Individuation zugeordnet werden können, können allerdings nur ausgeführt werden, wenn eine innere Stärke vorhanden ist. Mit der Individuation strebt der Mensch die Zielerreichung Wachstum und Spiritualität an. Dabei versucht er sich mit anderen Systemen zu verbinden. Individuation wirkt sich jedoch auf alle vier Ziele aus. (Friedemann; Köhlen 2010, 33f.)

Gesundheit

„Gesundheit ist der Ausdruck der Kongruenz des menschlichen Systems: innere Kongruenz der Subsysteme und Kongruenz der Kontaktsystemen der Umwelt. Gesundheit bildet den Kern des Erlebens und Empfindens und die Grundlage des Handelns." (Friedemann; Köhlen 2010, 34)

Angst spielt bei der Gesundheit ebenfalls eine Rolle. Fühlt der Mensch sich gesund, hilft dies Angst zu reduzieren. Gesundheit kann nicht immer und zu jedem Zeitpunkt voll erreicht werden, da immer wieder Störungen auf das System zugreifen. Können diese Störungen positiv beseitigt werden, führt dies nicht nur zu Gesundheit, sondern auch zu Wachstum und neuen Energien. Angst und Wohlbefinden stehen in einer Wechselwirkung zueinander. Wird Angst an ein anderes System abgeleitet, kommt es meist zu einer Rückkopplung und die Angst verstärkt sich anstatt sich zu reduzieren. Ist dies der Fall, ist die Kongruenz für diesen Zeitraum gestört und nennt sich Inkongruenz. Diese wiederum kann zu körperlicher und emotionaler Krankheit führen. Krankheit steht im Konflikt zur Gesundheit. Menschen die bspw. chronisch krank sind, können jedoch ihren Schwerpunkt ändern und durch Spiritualität ein neues Gleichgewicht erlangen, was dann auch zur Gesundheit führt. Gesundheit ist in diesem Zusammenhang nicht das Fehlen von Krankheiten in einem System Mensch, sondern die

Kongruenz innerhalb dieses Systems. Das Abfinden mit Sterblichkeit und eine Neuausrichtung des Gleichgewichtes geschieht meistens jedoch nur nach schweren innerlichen Kämpfen, da die Regulation/Kontrolle an Stellenwert verlieren muss und dies nur sehr schwer abgelegt werden kann. Die Pflegefachkraft, sollte den Pflegebedürftigen in der Erreichung dieser Kongruenz unterstützen. (Friedemann; Köhlen 2010, 34ff.)

Familie

Familie hat sich im Laufe der Zeit verändert, früher spielte Familie noch eine wesentlich größere Rolle als heute. Doch auch heute stellt die Familie einen gewissen Schutz dar. Innerhalb der Familie kann jeder sein, wie er ist. Familie leitet an die nächste Generation weiter, so dass ein fortlaufendes Muster entsteht. Familie sichert die Fortpflanzung und Entwicklung. Familienmitglieder unterstützen sich gegenseitig, gerade auch um persönliche Gesundheit zu erreichen. Regulation/Kontrolle kann jedes Familienmitglied durch Mitarbeit erreichen und bekommt dadurch Bestätigung durch die anderen Familienmitglieder. Familien sind eingebettet in die Umwelt und durch andere Systeme beeinflussbar. (Friedemann; Köhlen 2010, 36f.)

Die Familie kann verschiedene Personen als Mitglieder enthalten. Diese müssen nicht immer alle verwandt sein, sondern können auch aus Freunden bestehen. Als Familie ist generell der Personenkreis zu definieren, die der Person nahe stehen und eine Beziehung zu ihr unterhalten. Familie muss außerdem immer von jeder einzelnen Person aus betrachtet werden. So schließt die Tochter vielleicht ihre beste Freundin mit in ihre Familie ein, der Vater würde die beste Freundin seiner Tochter jedoch vielleicht nicht als Familie betrachten. Familie ist folglich rein subjektiv und kann sehr komplex werden. Familie ist ein System mit unterschiedlichen Subsystemen, die sich ggf. zu einer Aufgabenbewältigung zusammenschließen, wie Vater und Mutter (beide Subsysteme des Systems Familie), schließen sich zur Kindererziehung zusammen. (Friedemann; Köhlen 2010, 37ff.)

„Die Familie ist ein System, das von seinen Mitgliedern gegründet, organisiert, erhalten und angepasst wird. Es dient den Familienmitgliedern, ihre Angst zu bewältigen und Kongruenz zu erreichen. Die Familie ist ein

System mit einer eigenen Organisation, das auf seine Weise Kongruenz mit der Umwelt anstrebt." (Friedemann; Köhlen 2010, 39)

Innerhalb der Familie geht es darum, Kultur zu erhalten und diese zu leben. Kultur ist ein dynamischer Prozess, der sowohl von dem System Umwelt, als auch von den einzelnen Subsystemen Familie gelebt wird. Dabei wird das Aufrechthalten der Kultur als Stabilität und das Anpassen als Wachstum gesehen. (Friedemann; Köhlen 2010, 39)

Die Zielsetzung der Familie ist dem des Individuums gleichzusetzen. Auch hier spiel die Angstbewältigung eine ausschlaggebende Rolle. Um Stabilität innerhalb der Familie zu erreichen, wird die „Familienkultur" an die Mitglieder weitergereicht. Dies geschieht um die Zugehörigkeit der Mitglieder zu erhalten und Sicherheit innerhalb dieses Systems aufrecht zu halten. (Friedemann; Köhlen 2010 39f.)

Wachstum ist ebenfalls ein Ziel der Familie. Dadurch, dass Familienmitglieder nicht nur in dem System Familie agieren, sondern sich auch in anderen Systemen bewegen, werden neu Erlerntes usw. in das System Familie integriert – dies führt zu Wachstum. Die Wertigkeit dieser Ziele ist für jede Familie unterschiedlich. Regulation/Kontrolle erlangt die Familie dadurch, dass sie versucht sich gegen äußeren Schaden zu schützen. Dabei spielen alle Familienmitglieder eine Rolle. Spiritualität wird von jedem einzelnen ausgeübt. Praktizieren die einzelnen Familienmitglieder dies jedoch in gewissem Maße gleich, so stärkt die Spiritualität die Familie. Alle vier Ziele streben die Erreichung der Kongruenz an, doch auch innerhalb der Familie ist Kongruenz dauerhaft utopisch. (Friedemann; Köhlen 2010, 40f.)

Um diese Ziele zu erreichen, werden die gleichen Prozessdimensionen angewandt, wie beim menschlichen System auch.

„Systemerhaltung und Kohärenz führen zu Stabilität, Systemänderungen und Individuation zu Wachstum, Systemerhaltung und Systemänderung zu Regulation/Kontrolle und Kohärenz und Individuation zu Spiritualität." (Friedemann; Köhlen 2010, 41)

Wie innerhalb von Familien Entscheidungen getroffen werden, ist in jeder Familie unterschiedlich. So treffen in manchen Familien autoritäre Führer Entscheidungen für alle, in anderen wird kooperativ entschieden, manche kommen zu keiner Entscheidung. Wichtig dabei ist es, dass die

Entscheidungen, egal auf welchem Weg sie getroffen werden, von allen Familienmitgliedern gleich getragen werden. Die Rolle die ein Mitglied der Familie einnimmt, ist meist klar definiert, ebenfalls die Pflichten die sich dahinter verbergen. Die Systemerhaltungsstrategien umfassen fast das ganze Familienleben und sind auf das Ziel Regulation/Kontrolle ausgerichtet, wodurch auch ein Grad an Stabilität erreicht wird. Durch Systemerhaltung kann Kohärenz erreicht werden, was wiederum zur Stabilität führt. Kohärenz kann innerhalb der Familie nur über Kommunikation erzielt werden, wie bspw. durch die Pflege eines Pflegebedürftigen innerhalb der Familie. Um diese Pflege durchzuführen, kommt die Spiritualität ins Spiel. Das Leben der einzelnen Mitglieder wird so aufeinander angepasst, dass Kohärenz entsteht und somit ist auch der Einklang mit etwas Höherem wieder geschaffen. Familien die Individuation zulassen, lassen dem einzelnen Familienmitglied den Raum zur freien Entfaltung. Da das einzelne Familienmitglied ein Subsystem des Systems Familie ist, kommt es von der Individuation des einzelnen zum Wachstum der Familie und der Systemänderung. Geschieht dies nicht, kann es passieren, dass ein einzelnes Mitglied von der Familie ausgestoßen wird, nachdem es etwas gelernt hat, was mit der Familie nicht kohärent wird. Die Gewichtung der einzelnen Prozessdimensionen ist dabei von Familie zu Familie unterschiedlich. (Friedemann; Köhlen 2010, 41ff.)

Familiengesundheit

„Familiengesundheit umfasst drei Kriterien. Eine Familie ist gesund: a) wenn in allen vier Prozessdimensionen gehandelt wird; b) wenn Kongruenz innerhalb der Familie und zwischen der Familie und der Umwelt besteht; c) wenn die Familienmitglieder wenig Angst empfinden und mit der Familie im großen Ganzen zufrieden sind." (Friedemann; Köhlen 2010, 46)
Familiengesundheit besteht dann, wenn die Ziele erreicht wurden. Innerhalb einer gesunden Familie fühlen die Mitglieder sich sicher und sind weitestgehend angstfrei. Ist die Familie gesund, ist sie kohärent mit der Umwelt und dem Inneren. Die Gewichtung der Prozessdimensionen, ist abhängig davon, mit was die Familie sich gerade auseinander setzten muss. Für Familien, die anders sind als ihre Umwelt, ist es schwierig problemlos in dieser Umwelt zu leben. Ist die Familie der Umwelt angepasst, muss es seltener zu Systemänderungen kommen. Die subjektive Bewertung der

Gesundheit einer Familie ist nur für Mitglieder möglich. Außenstehende können dazu nur einen gewissen Teil beurteilen. (Friedemann; Köhlen 2010 46ff.)

Pflege

Pflege kann in allen Systemebenen zu finden sein. Die Pflege einer einzelnen Person umfasst auch die Familie und andere Systeme, die mit dieser Person verbunden sind. Die Pflege der Familie als ganzes System, umfasst auch deren Subsysteme. Das Ziel des Pflegebedürftigen ist die Gesundheit. Pflegende haben die Aufgabe, dass der Pflegebedürftige wieder Kongruenz innerhalb des Systems erlangen kann. Für Pflegefachkräfte ist es wichtig, dass die Familie in die Pflege mit einbezogen wird, dazu muss sie einmal subjektiv Mitglied der Familie sein, ein andermal muss sie objektiv als Beobachterin agieren. Pflege bezieht alle Prozessdimensionen ein. Um erfolgreich zu pflegen, muss die Pflegekraft wissen, was der Pflegebedürftige braucht, um Kongruenz im System zu erlangen, bzw. um Gesundheit zu erzielen. Pflege richtet sich an ein System, ganz gleich ob es das Individuum selbst ist, oder die Familie. (Friedemann; Köhlen 2010 48ff.)

Systemische Pflege des Individuums

„Der Mensch als individuelles Patientensystem mag organische Störungen, Schwierigkeiten mit der Angstbewältigung oder eine Kombination von beiden haben. Um die Pflege für sich nutzen zu können, muss der Mensch die Notwendigkeit und Möglichkeiten erkennen, durch die Pflege seine Lebensqualität und Gesundheit zu verbessern." (Friedemann; Köhlen 2010, 50)

Pflegefachkräfte sollen sich vor allem an den Ressourcen und Fähigkeiten des Pflegebedürftigen orientieren, um Gesundheit bei ihm zu erlangen. Dabei soll weniger auf die Probleme eingegangen werden. Außerdem sollen keine Vorschriften über die erforderlichen Maßnahmen gemacht werden, sondern diese sollen gemeinsam erarbeitet werden. (Friedemann; Köhlen 2010, 50)

Eine Bindung der beiden Systeme, Pflegefachkraft und Pflegebedürftiger, ist unumgänglich um eine gemeinsame Pflege zu beginnen. Dabei ist es wichtig, dass die zwei Systeme eine gewisse Ähnlichkeit zueinander haben, da es ansonsten schwierig wird, eine gute Beziehung aufbauen zu können.

Für Pflegefachkräfte ist es dabei wichtig, dass sie zuerst diese Inkongruenz erkennen und versuchen, ihr System dem System des Pflegebedürftigen anzupassen. Dabei sollte das Fachwissen erst einmal in den Hintergrund treten, um gemeinsam eine Pflegerolle zu definieren. Lässt der Pflegebedürftige dies zu, kann ein gegenseitiges Vertrauen aufgebaut werden. Das Vertrauen wächst dabei aus der Spiritualität heraus, das heißt, dass Pflegefachkräfte ihr Gegenüber zu verstehen suchen. (Friedemann; Köhlen 2010, 50ff.)

Ein Pflegebedürftiger kann von einer solchen Bindung profitieren, um für sich wieder Gesundheit zu erlangen und innerhalb seines Systems kongruent sein. Pflegefachkräfte unterstützen den Pflegebedürftigen bei der Systemänderung und durch die Individuation. Durch gemeinsamen Austausch sollten neue Ziele entwickelt werden, um für den Pflegebedürftigen, Gesundheit zu erreichen. Dadurch kommt es ggf. auch zum Wachstum. (Friedemann; Köhlen 2010, 52)

„Zentral sind die angestrebten Prozessziele (Spiritualität, Wachstum etc.) der erkrankten Person, um dem Ziel der Gesundheit näher zu kommen. Dazu sind die folgenden grundlegenden Schritte des Pflegeprozesses notwendig (einprägsam durch das Akronym Kongruenz):

1 – K – lassieren der systemischen Prozesse innerhalb der vier
   Prozessdimensionen

2 – O – ffen, in einfachen Worten, die Theorie und die systemischen Prozess
   erklären

3 – N – achforschen, welche Änderungen stattfinden sollen

4 – G – utheißen und Fördern der geeigneten Handlungen

5 – R – epetieren und Verstärken der geeigneten Handlungen

6 – U – mlernen bei unangebrachten Handlungen

7 – E – xperimentieren mit neuen Handlungen

8 – N – ützlichkeiten und Erfolg der Änderung prüfen

9 – Z – usprechen, ermuntern, loben" (Friedemann; Köhlen 2010, 52f.)

An die genannte Reihenfolge muss sich dabei nicht gehalten werden, fünf bis sieben wird häufig zusammen genommen. Punkt neun sollte während des gesamten Prozesses stattfinden. Pflegekräfte sollten gut zuhören, Fragen gezielt formulieren und einfühlsam sein bei Interpretationen. Gemeinsam wird besprochen, welche Maßnahmen erprobt werden sollen. Im ersten

Schritt werden Daten erhoben, die zum Verständnis dienen. Die Datenerhebung sollte stets individuell auf die Bedürfnisse des Pflegebedürftigen angepasst werden. Pflegfachkräfte benötigen dazu sowohl Soft, als auch Hard Skills. Im nächsten Schritt werden die Daten systematisch geordnet, dabei sollte die Theorie mit den wichtigsten Punkten erklärt werden, um evtl. Rückfragen verständlich zu machen. (Friedemann; Köhlen 2010, 53ff.) Die erhobenen Daten werden im nächsten Schritt miteinander verbunden, um den Lebensprozess des Pflegebedürftigen zu verstehen. Diese sollten dann zur Klärung mit ihm besprochen werden. Dies geschieht, um eine Änderung erzielen zu können. Nachdem alles geklärt ist, kann der Pflegebedürftige selbst bestimmen, welche systemischen Ziele er stärken möchte und welche an Kraft verlieren um wieder Kongruenz zu erlangen. Im vierten Schritt werden die Handlungen angeschaut, dabei kann die Pflegefachkraft feststellen, welche Gewichtung der Pflegebedürftige auf die Ziele Regulation/Kontrolle, Wachstum, Spiritualität und Stabilität im Einzelnen legt. Bei der konkreten Zielsetzung muss dies berücksichtigt werden. Von Pflegefachkräften muss erkannt werden, ob die gesteckten Ziele noch erreicht werden können, ansonsten bedarf es in diesen Punkten Unterstützung. (Friedemann; Köhlen 2010, 58) In den nächsten Schritten werden Handlungen, die der Pflegebedürftige kennt, eingebaut, angepasst oder abgelegt. Die Pflegefachkraft steht dabei unterstützend zur Seite und spricht Mut zu. Neue Handlungen werden nur eingeführt, wenn die Handlungen die bereits bekannt sind, nicht ausreichen. Zur Datenerhebung sollten auch Familienmitglieder befragt werden, um ein umfassendes Wissen über den Pflegebedürftigen zu erlangen. Pflegefachkräfte übernehmen dabei den Teil der Pflege, der von dem Pflegebedürftigen nicht mehr selbst durchgeführt werden kann, jedoch zum Erreichen von Gesundheit von Nutzen ist. Spiritualität spielt dabei eine ausschlaggebende Rolle, da dieses Ziel bis zuletzt angestrebt wird. Die Pflegeziele werden mit Bezugspersonen und Pflegebedürftigem gemeinsam formuliert. Die Pflegehandlungen werden daraufhin evaluiert, dies dient der Grundlage zur Entwicklung von neuen Zielen. Die Evaluation kann ebenfalls gemeinsam mit der Bezugsperson durchgeführt werden. Eine Reduzierung der Angst und ein gesteigertes Wohlbefinden sind erste Zeichen dafür, dass die Pflege zur Gesundheit führt. Werden erreichte Ziele vom Pflegebedürftigen nicht erkannt, können diese von der Pflegefachkraft reflektiert werden, um Mut zuzusprechen. (Friedemann; Köhlen 2010, 58ff.)

Bei stark kohärenten Beziehungen ist eine Auflösung der Beziehung schwierig. Es sollte klar über Gefühle gesprochen werden und das Ende der Beziehung sollte thematisiert werden. (Friedemann; Köhlen 2010, 60)

Systemische Pflege der Familie

„Die Pflege der Familie bedeutet eine Verlagerung des Pflegeansatzes auf eine höhere Systemebene, die zu Interaktionssystemen, zum Familiensystem oder zu Umweltsystemen, die mit der Familie zusammenarbeiten. Die Grundlage der familien- und umweltbezogenen Pflege ist die Erkenntnis, dass die Familie die wichtigste Vernetzung für die betroffenen bedeutet.(…).Das Ziel hier ist die Förderung der Gesundheit des Systems durch besseres Verständnis der Interaktions- und Beziehungsqualität innerhalb der Familie und Klärung der Probleme, die aufgrund der Erkrankung eines Mitglieds zum Vorschein kommen bzw. sich verschärfen." (Friedemann; Köhlen 2010, 61)

Bei der Pflege der Familie werden alle Mitglieder in die Pflege des Pflegebedürftigen mit einbezogen. Dabei werden gesunde Familienprozesse in die Pflege einbezogen. Gibt es eine Inkongruenz innerhalb des Familienlebens, ist es schwierig, Familienmitglieder in die Pflege einzubeziehen. Die Systemänderung erfolgt in dieser Situation nicht. In solchen Situationen, ist es wichtig, dass die Pflege familienorientiert stattfindet, um wieder Kongruenz zu erreichen. Für Pflegefachkräfte ist es sinnvoll, ein Gespräch unter allen Mitgliedern der Familie einzuleiten, dabei sollte jeder offen über seine Gefühle sprechen. Dies geschieht um Unausgesprochenes zu klären und Kongruenz zu erzielen. (Friedemann; Köhlen 2010, 61f.)

Der Pflegeprozess findet genauso wie bei dem des Individuums statt. Die Pflegefachkraft übernimmt innerhalb des Gespräches mit der Familie eine Art Moderatoren-Rolle, was dazu dient, auch stille Familienmitglieder zum Reden zu animieren. Bei der Datenerhebung soll deutlich werden, welche anderen Systeme Einfluss auf die Pflege nehmen. Einzelne Ansichten über die Familie werden zusammen getragen um zum Schluss eine Gesamteinschätzung der Familiensituation zu erhalten. Die Pflegefachkraft muss dabei wechseln können von Familie, auf Individuum und zurück. Dies passiert um zu verstehen, welchen Zusammenhang es zwischen der Inkongruenz innerhalb der Familie und der des Einzelnen gibt. Die Systemänderung muss gemeinsam und unter Berücksichtigung jedes Einzelnen erfolgen. In den nächsten Schritten werden ebenfalls Handlungen gesucht, die der Änderung dienen. Familienmitglieder, die sich ändern sollen, müssen dabei Unterstützung erfahren. Die Pflegefachkraft muss dabei stets aufpassen, die Familie nicht zu bewerten, sondern die Entwicklung der Familie so zulassen, wie es deren Vorstellungen entspricht. (Friedemann; Köhlen 2010, 63ff.)

Die Pflege dient dabei nur als Unterstützung und stellt keine Therapie dar. Der Pflegeprozess ist folglich situationsbedingt. In besonders schwierigen Situationen, muss die Pflegefachkraft ihre Grenzen kennen. Vielleicht ist es ihr jedoch möglich, an andere zu verweisen, die bei der Problembewältigung unterstützen können. (Friedemann; Köhlen 2010, 71f.)

4.2   Zielformulierungen innerhalb der Pflegetheorie

Für folgende Pflegediagnosen soll es nun zu einer Zielformulierung kommen: „Beeinträchtige körperliche Mobilität" (Mosebach 201, 146) und „Bereitschaft einer vertieften Religiosität" (Mosebach 2010, 310).

Bei der Pflegediagnose „Beeinträchtigte körperliche Mobilität" soll die Zielformulierung so erfolgen, dass Frau M. die Ziele „Wachstum" und „Regulation/Kontrolle" erreichen kann und sie dahingehend eine Kongruenz erzielt. Diese Ziele können nur durch „Systemänderung" erreicht werden. Das Ziel muss folglich so formuliert werden, dass Frau M. etwas ändert, dadurch wächst und gleichzeitig mehr Kontrolle durch eine gesteigerte Mobilität erhält. (Kapitel 4.1)

Ziel: Frau M. kann, innerhalb des nächsten Monats, mit dem Rollator vom Wohnzimmer bis ins Schlafzimmer selbstständig gehen. Dabei hat sie ein sicheres Gangbild.

Das Ziel ist individuell auf Frau M. angepasst und mit ihr besprochen. Sie ist bereit, sich dieses Ziel selbst zusetzen und möchte dies mehrmals täglich mit ihrer Familie üben. Messbar ist das Ziel indem sie die Strecke mühelos schafft. Terminiert wurde das Ziel mit dem nächsten Monat. Das Ziel ist

Realistisch, da Frau M. in den letzten Wochen und Monaten schon erhebliche Fortschritte in ihrer Mobilität gemacht hat. Die Pflegefachkraft, wird dies täglich bei der Grundpflege mit ihr trainieren und die Fortschritte dokumentieren. Hat sie dieses Ziel erreicht, ist es zu einer Systemänderung gekommen, Frau M. erreicht dadurch Kongruenz und ist dem Ziel „Gesundheit" ein Stück näher.

Mit der Pflegediagnose „Bereitschaft für eine verbesserte Religiosität" möchte Frau M. die Ziele Stabilität und Spiritualität, durch Kohärenz erreichen. (Kapitel 4.1)

Ziel: Frau M. kann wöchentlich den Gottesdienst ihrer Kirche zu Hause hören. Möglichkeit über den religiösen Austausch ist sichergestellt.

Das Ziel wurde den Bedürfnissen entsprechend angepasst. Durch erfragen kann kontrolliert werden, ob Frau M. wöchentlich die Aufzeichnung der Kirche nach Hause erhält. Durch das Betreuungsprojekt kann eine Person gefunden werden, mit der sie sich einmal wöchentlich über ihren Glauben austauschen kann. Außerdem kann die Pflegefachkraft mit der Familie über die Zielerreichungsmöglichkeiten sprechen, evtl. kann auch die Familie zu der Zielerreichung beitragen. Das geplante Ziel ist realistisch und Frau M. ist mit dieser Zielsetzung einverstanden.

5   Zusammenfassung und Fazit

Im ersten Teil dieser Hausarbeit wurde der Fall von Frau M. vorgestellt. Mit Hilfe des „Assessment eines Erwachsenen" und des „Geriatrischen Basisassessment", wurde der Fall objektiv beschrieben. Dabei wurde deutlich in welchen Bereichen Frau M. einen Hilfebedarf hat und in welchen sie ggf. einen solchen Bedarf entwickelt. Danach wurden die subjektiven Beobachtungen der Angehörigen und der Pflegefachkraft beschrieben. Außerdem wurden die medizinisch gestellten Diagnosen, sowie die verordneten Medikamente aufgezeigt.

Im nächsten Schritt, wurden die Pflegediagnosen, die sich aus dem Fall heraus ergeben, geschildert. Zunächst wurden diese einfach aufgezählt. Im darauf folgenden Absatz sollten diese genauer zu dem vorliegenden Fall definiert werden.

Um eine Zielformulierung gestalten zu können, wurde anschließend die Pflegetheorie nach Marie-Luise Friedemann beschrieben. Die Autorin beschäftigte sich mit dieser Theorie, da es sich um einen Fall aus der ambulanten Pflege handelt. Friedemann legt den Schwerpunkt vermehrt auf die Einbeziehung der Familie. Gerade in der ambulanten Pflege sind die Pflegefachkräfte besonders auf die Zusammenarbeit mit der Familie angewiesen, um eine erfolgreiche Pflege zu gewährleisten. Im Bereich der Mobilität, wie auch im Fallbeispiel beschrieben, reicht es nicht aus, einmal täglich morgens mit dem Pflegebedürftigen zu trainieren. Angehörige müssen in gewissen Bereichen beraten oder angeleitet werden. Zudem bedarf es in der ambulanten Pflege auch einer ständigen Betreuung der Angehörigen. Angehörige haben häufig Fragen und wenden sich vertrauensvoll an die Pflegefachkraft. Dadurch ist auch der Beziehungsaufbau, den auch Friedemann beschreibt, von großer Bedeutung. Pflegefachkräfte kommen zum einen als Gäste in die Häuser, zum anderen werden sie häufig zu einem sehr engen Vertrauten. Im nächsten Schritt kam es zu einer Zielformulierung unter der Berücksichtigung der Pflegetheorie nach Friedemann. Die Ziele sind so formuliert worden, dass es Frau M. möglich ist, diese zu erreichen.

Die Autorin hat sich vor dieser Arbeit nie mit der Pflegetheorie nach Friedemann beschäftigt. Ihr wurde während der Bearbeitung deutlich, dass Pflegefachkräfte der ambulanten Pflege viele Dinge dieser Theorie bereits instinktiv umsetzen. Gerade in diesem Bereich ist es sinnvoll, dass diese Theorie Anwendung findet, da vor allem der Umgang mit der Familie sehr wichtig ist. Wie bereits beschrieben, müssen Angehörige in den Pflegeprozess einbezogen werden. Häufig ist die Einbeziehung der Familien ein schwieriger Teil, mit einem theoretisch-fachlichem Hintergrundwissen, würde es eine Erleichterung darstellen, mit solchen Familien zusammen zu arbeiten und gegenseitiges Vertrauen zu erreichen. Denn nur so kann es zu der angestrebten Gesundheit für den Pflegebedürftigen kommen.

Literaturverzeichnis

Beipackzettel: Aspirin protect. Online verfügbar unter http://www.apotheken-umschau.de/do/extern/medfinder/medikament-arzneimittel-information-ASS-Dexcel-protect-100mg-Magensaftresistente-Tabletten-AB2089.html, zuletzt geprüft am 15.02.2014.

Beipackzettel: Citalopram. Online verfügbar unter http://www.apotheken-umschau.de/do/extern/medfinder/medikament-arzneimittel-information-Citalopram-TEVA-10mg-Filmtabletten-AA4742.html, zuletzt geprüft am 15.02.2014.

Beipackzettel: Clopidogrel. Online verfügbar unter http://www.apotheken-umschau.de/do/extern/medfinder/medikament-arzneimittel-information-Clopidogrel-Dr-Reddys-75mg-Filmtabletten-AA2514.html, zuletzt geprüft am 15.02.2014.

Beipackzettel: Enalapril. Online verfügbar unter http://www.apotheken-umschau.de/do/extern/medfinder/medikament-arzneimittel-information-Enalapril-AL-2-5-Tabletten-A80521.html, zuletzt geprüft am 15.02.2014.

Beipackzettel: L-Thyroxin. Online verfügbar unter http://www.apotheken-umschau.de/do/extern/medfinder/medikament-arzneimittel-information-L-Thyroxin-Henning-75-Tabletten-AADGPG.html, zuletzt geprüft am 15.02.2014.

Beipackzettel: Microklist. Online verfügbar unter http://www.apotheken-umschau.de/do/extern/medfinder/medikament-arzneimittel-information-Microklist-Klysmen-AADINK.html, zuletzt geprüft am 15.02.2014.

Beipackzettel: Pantopratzol. Online verfügbar unter http://www.apotheken-umschau.de/do/extern/medfinder/medikament-arzneimittel-information-Pantoprazol-CT-40mg-Magensaftresistente-Tabletten-AA4037.html, zuletzt geprüft am 15.02.2014.

Beipackzettel: Proneurin. Online verfügbar unter http://www.apotheken-umschau.de/do/extern/medfinder/medikament-arzneimittel-information-Proneurin-25mg-Dragees-A26264.html, zuletzt geprüft am 15.02.2014.

Beipackzettel: Quetiapin. Online verfügbar unter https://www.diagnosia.com/at/medikamente/quetiapin-1a-pharma-50-mg-filmtabletten/, zuletzt geprüft am 15.02.2014.

Beipackzettel: Torasemid. Online verfügbar unter http://www.apotheken-umschau.de/do/extern/medfinder/medikament-arzneimittel-information-Torasemid-Actavis-10mg-Tabletten-A94840.html, zuletzt geprüft am 15.02.2014.

Beipackzettel: Zopiclon. Online verfügbar unter http://www.apotheken-umschau.de/do/extern/medfinder/medikament-arzneimittel-information-Zopiclon-AbZ-7-5mg-Filmtabletten-A83391.html, zuletzt geprüft am 15.02.2014.

Bach, Matthias; Hofmann, W.; Nikolaus, T. (1997): Geriatrisches Basisassessment. Handlungsanleitungen für die Praxis. 2. Aufl. München: MMV Medizin-Verl (Schriftenreihe Geriatrie-Praxis).

Friedemann, Marie-Luise (2014): Homepage. Online verfügbar unter http://faculty.fiu.edu/~friedemm/, zuletzt geprüft am 16.02.2014.

Friedemann, Marie-Luise; Köhlen, Christina (2010): Familien- und umweltbezogene Pflege. 3. Aufl. s.l: Verlag Hans Huber. Online verfügbar unter http://ebooks.ciando.com/book/index.cfm/bok_id/44164.

Gordon, Marjory (2003): Handbuch Pflegediagnosen. Das Buch zur Praxis. 4. Aufl. München: Urban & Fischer.

Mosebach, Holger (2010): Pflegediagnosen: Definitionen und Klassifikation 2009 - 2011. 1. Aufl. Kassel: RECOM (NANDA-Pflegediagnosen, 2009-2011).

Pschyrembel, Willibald; Dornblüth, Otto (Hg.) (2004): Pschyrembel Klinisches Wörterbuch. [... enthält ... 330 Tabellen]. 260. Aufl. Berlin: de Gruyter.